NOUVELLES CONSIDÉRATIONS

SUR LES

RÉTRÉCISSEMENTS DU RECTUM.

NOUVELLES CONSIDÉRATIONS

SUR LES

RÉTRÉCISSEMENTS DU RECTUM

PAR LE Dr F. BRON

MEMBRE DE LA SOCIÉTÉ DE MÉDECINE ET DE CHIRURGIE DE MONTPELLIER

EX-CHIRURGIEN INTERNE DES HÔPITAUX DE LYON, LAURÉAT DE L'ÉCOLE DE MÉDECINE.

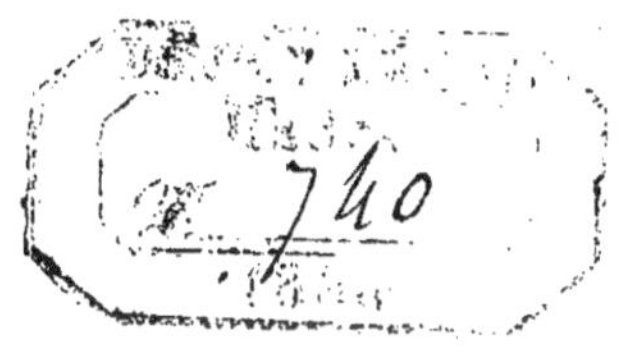

LYON

IMPRIMERIE D'AIMÉ VINGTRINIER

QUAI SAINT-ANTOINE, 36

1856

NOUVELLES CONSIDÉRATIONS

RÉTRÉCISSEMENTS DU RECTUM.

On entend par rétrécissement du rectum la diminution permanente de la capacité de l'intestin.

Ce rétrécissement siége le plus souvent un peu au-dessus du sphincter, au niveau d'un repli valvulaire qu'a décrit M. Houston, ou bien au niveau de l'anneau charnu que M. Nélaton a décrit sous le nom de sphincter supérieur. Le rétrécissement de l'anus coïncide habituellement avec celui de l'intestin et l'on observe presque toujours des changements dans le diamètre et la forme de ces parties.

Les rétrécissements du rectum ont des causes bien moins nombreuses que ceux de l'urètre, aussi sont-ils plus rares. Ces derniers sont presque toujours la conséquence d'une inflammation ou d'une irritation ; mais quoique semblables, ces causes agissent différemment dans le rectum et dans l'urètre et produisent dans l'intestin des rétrécissements de nature variable et différents de ceux du canal urinaire.

Le rétrécissement du rectum peut être formé, par un boursouflement de la muqueuse intestinale, par un engorgement chronique de la muqueuse et du tissu cellulaire sous jacent, par une cicatrice, par une contracture musculaire, par une dégénérescence squirrheuse ou par une affection syphilitique.

Toutes ces maladies ont ceci de commun, qu'elles amènent une diminution de la capacité de l'intestin, mais toutes n'amènent pas un rétrécissement du rectum proprement dit ; nous ne nous arrêterons donc pas aux conséquences de chacune d'elles, ce serait parler de maladies trop diverses.

L'inflammation et l'irritation, avons-nous dit, sont les causes premières des rétrécissements et les plus fréquentes. Qu'elle soit simple ou spécifique, l'inflammation change presque toujours la nature de la muqueuse et il n'est pas rare de rencontrer des indurations ou des épaississements de la muqueuse rectale, rétrécissement inflammatoire proprement dit, qui peut persister en passant à l'état d'engorgement chronique ou disparaître de lui-même, comme celui qu'on rencontre fréquemment dans la dyssenterie.

Sous la même influence il se manifeste encore plus fréquemment des spasmes, qui persistent tant que la cause existe, qu'elle soit interne ou externe et la prolongation de cette contraction peut, selon nous, être le point de départ de la contracture permanente du sphincter supérieur, et en définitive la cause d'un véritable rétrécissement que nous nommerons rétrécissement par contracture. Les purgations répétées se trouvent dans ce cas en irritant la partie inférieure de l'intestin et le malade dont nous citerons plus loin l'observation en est un exemple.

La fissure elle-même qui est toujours accompagnée d'une contraction spasmodique du sphincter, peut être la cause et le point de départ d'un rétrécissement ; car si la névrose de l'anus persiste longtemps avec le resserrement qui lui est propre dans cette maladie, il peut se faire que la contraction d'abord seulement spasmodique, se change en contracture, et amène un rétrécissement du rectum proprement dit.

Malgré la latitude que laissent ces titres génériques, inflammations, spasmes, etc., on rencontre encore des cas où le rétrécissement de l'anus et du rectum a lieu sans qu'on puisse en soupçonner la cause ; rien du moins ne l'explique et on est forcé d'invoquer les causes internes, les *prédispositions*. Et d'abord, généralement le rétrécissement est multiple. La cause concentre habituellement son action sur un seul point, mais il n'est pas rare de la voir agir sur plusieurs à la fois.

Trouve-t-on toujours une inflammation pour expliquer les rétrécissements de l'itshme du gosier, de l'œsophage, etc. ; et si toutes ces ouvertures se rétrécissent sans cause *spécifique*, pourquoi le rectum sortirait-il de la règle générale ? L'intestin est soumis plus fréquemment à cette maladie, mais la nature de ses fonctions et l'influence des maladies nombreuses qui s'y fixent l'y prédisposent.

Toutes les causes qui produisent les rétrécissement des ouvertures naturelles agissent sur le rectum, de plus, comme le rétrécissement de l'intestin ne se forme jamais assez promptement pour interrompre subitement le cours des matières et que la résistance qu'on a à leur opposer est moins impérieuse que dans beaucoup d'autres ouvertures, il en résulte souvent qu'on a à combattre un rétrécissement à un degré plus avancé et plus difficile à guérir.

Il est digne de remarque, du reste, que de toutes les parties du canal alimentaire, ce sont celles qui présentent un rétrécissement normal qui sont aussi rétrécies le plus souvent à l'état pathologique. Nous en trouvons la raison dans l'anatomie de ces régions. Les vaisseaux y sont plus nombreux, la sensibilité y est plus grande, les follicules y sont plus développés, l'organisation y est plus compliquée, les élaborations qui sont faites au-dessus de ces rétrécissements y sont plus ou moins arrêtées à leur passage, le frottement y est plus rude ; de sorte que, quand il s'y développe de l'inflammation , si elle est aiguë , elle est plus intense, et si elle est chronique, elle y détermine des altérations plus profondes de structure et de désorganisation.

Ces rétrécissements normaux sont donc des points d'élection des rétrécissements pathologiques dans le canal alimentaire, et même dans le canal de l'urètre.

La terminaison inférieure du gros intestin, dit M. Begin , et l'ouverture qui lui fait suite, sont pourvues de toutes les conditions qui doivent rendre leurs lésions à la fois fréquentes et graves. Un double anneau entoure l'anus qui ne s'entr'ouvre que par le développement de puissances supérieures. Des follicules muqueux considérables destinés à favoriser le glissement des matières à expulser, une sensibilité vive mise à l'épreuve, des vaisseaux artériels multipliés et des veines formant un plexus parfois énorme , un réservoir où s'accumulent des substances irritantes par leur volume, leur consistance ou leur composition ; dans les deux sexes , le voisinage de la portion la plus active des organes génito-urinaires dont les excitations , les congestions ou les altérations pathologiques s'étendent facilement aux organes contigus , enfin , les efforts de la toux, de la voix, des grands mouvements musculaires qui retentissent sur la région anale, telles sont, non pas toutes, (leur énumération m'entrainerait trop loin) mais les principales circonstances de structure , de connexions et de fonctions qui rendent le rectum et l'anus si importants en pathologie.

D'une manière générale , les rétrécissements du rectum se divisent en trois grandes classes : 1° rétrécissement formé par l'engorgement des tissus, avec toutes ses variétés ; 2° rétrécissement formé par une contracture musculaire ; 3° enfin rétrécissement formé par une tumeur développée dans les parois de l'intestin ou dans son voisinage. Nous ne nous occuperons pas de cette troisième classe, pour ne pas nous éloigner de notre sujet en traitant des maladies étrangères au rectum qui le rétrécissent par leur développement.

Malgré cette similitude de causes et d'effets on a trop souvent assimilé les rétrécissements du rectum avec ceux de l'urètre, et partant, c'est à tort qu'on a voulu les soumettre l'un et l'autre au même traitement.

Les causes sont les mêmes, c'est vrai, mais elles n'agissent pas de la même manière et le rétrécissement une fois formé diffère complètement de nature dans le rectum et dans l'urètre. Dans l'urètre, les rétrécissements sont ordinairement formés par un tissu nouveau qui a usurpé la place des tissus primitifs, qui ne conserve rien de leur structure ni de leur propriété, dont la formation remonte toujours à une époque de beaucoup antérieure aux accidents qui se manifestent, dont le tissu, plus ou moins extensible, ne jouit pas seulement d'une rétractilité lente, progressive par absorption interstitielle, mais encore d'une rétractilité rapide presque instantanée. Ces rétrécissements ne guérissent pas par la dilatation. Ceux du rectum, au contraire, ne sont jamais formés par un tissu de nouvelle formation, c'est le plus souvent un engorgement inflammatoire chronique, ou une contracture musculaire et dont le traitement offre de grandes différences.

Le rétrécissement du rectum débute rarement d'emblée, il est le plus souvent consécutif à quelque affection de l'intestin ou de l'anus et se montre par conséquent dans la majorité des cas d'abord comme symptôme, puis comme maladie essentielle. Il y a alors des modifications dans la défécation qui se fait difficilement et avec douleur ; les matières deviennent quelquefois rubanées et ce ruban est toujours en proportion avec le degré de rétrécissement.

Dans le rétrécissement par contracture, il n'y a habituellement pas de douleurs, à moins qu'il n'y ait quelque érosion superficielle, alors elles sont très-fortes et se pro-

longent quelques heures après les évacuations. Cette douleur amène souvent des symptômes généraux, conséquence
inévitable du retard que les malades mettent à aller à la
selle. A un degré plus avancé, la rétention peut devenir
complète et amener tous les symptômes d'un étranglement
herniaire. Il est rare d'en observer à ce point ; quoi qu'il
en soit, tourmentés par l'idée de rendre la nourriture qu'ils
prennent, on rencontre souvent des malades qui se pri-
vent de manger, et lors même que le passage n'est pas
étroit au point d'intercepter le cours des matières, une ali-
mentation insuffisante jointe au retard dont nous avons
parlé qu'ils mettent à aller à la selle, finit toujours par
amener des désordres dans la digestion, la circulation et
l'innervation et aggravent le pronostic que le praticien
doit porter. Il en est des rétrécissements du rectum comme
des rétrécissements du larynx. Le malade qui a un rétrécissement des voies respiratoires ne meurt pas toujours
d'asphyxie, mais il s'éteint peu à peu, parce qu'il respire
à moitié. L'hématose est insuffisante, la nutrition et l'innervation s'affaiblissent et le malade meurt lentement.

Le volume des matières fécales est aussi une cause puis-
sante de douleurs et dans quelques cas, surtout dans les
rétrécissements inflammatoires, les liquides et les vents
eux-mêmes sortent avec difficulté et occasionnent beaucoup de douleurs. Il est un fait d'observation, c'est que la
distension exagérée du point rétréci fait disparaître ces
douleurs, et que c'est, comme nous le démontrerons plus
loin, le seul moyen pour amener la cure radicale des rétrécissements du rectum. J'ai vu dans le service de M. Bar-
rier une malade en proie à des douleurs atroces : elle était
entrée à l'Hôtel-Dieu pour une fissure à l'anus. Il fut impossible de découvrir la moindre excoriation ; l'exploration
fut minutieuse et l'introduction successive du doigt et du
spéculum ani suffirent pour faire disparaître les souffan-
ces sans les avoir augmentées dans ce moment de l'explo-

ration. — Peut-être y avait-il là un spasme qu'on a fait cesser par la dilatation?

Nous n'entrerons pas ici dans le détail des méthodes opératoires mises en usage pour guérir les rétrécissements du rectum; ce serait faire l'histoire complète de cette maladie. Nous nous contenterons de dire que la dilatation , l'incision et la cautérisation ont été employées et que chacune de ces méthodes, dans les cas où elles ont été pratiquées , ont eu quelques avantages signalés et des insuccès dépendants de leur impuissance, ou tout au moins de leur insuffisance.

Et d'abord, la cautérisation peut-elle être adoptée d'une manière générale comme méthode opératoire ? Elle a sans contredit des avantages dans les cas où le muscle ne prend qu'une très-faible part à la maladie et quand l'inflammation a porté presque exclusivement sur la muqueuse. Ces rétrécissements ont été combattus avec succès par certains chirurgiens , par la potasse caustique ou le nitrate d'argent; mais cette méthode est insuffisante s'il s'agit d'un rétrécissement par cicatrice ou par contracture ; bien plus, nous la croirions dangereuse si l'application était destructive à cause de la plaie et de la cicatrice qui en résulterait. Nous n'adoptons la cautérisation que comme moyen modificateur de la sensibilité et de la nature de l'inflammation. Elle ne peut donc, dans aucun cas, être profonde et agir par une déperdition de substance.

La dilatation et l'incision offrent plus d'avantages.

La dilatation peut se faire de plusieurs manières. Elle peut être *simple* , et, dans ce cas, lente et progressive , continue ou intermittente, ou bien, elle peut être *exagérée*, c'est le procédé du Dr Reybard.

La dilatation simple, qu'elle soit continue ou intermittente , peut être avantageuse contre les rétrécissements, suites d'inflammation et d'engorgement chronique de la membrane muqueuse et du tissu cellulaire sous-jacent.

Elle agit selon M. Velpeau , dans ces cas comme la compression dans les engorgements externes. La pression excentrique qu'elle exerce force les substances épanchées, solidifiées au milieu des mailles organiques naturelles de rentrer dans la circulation générale , ramène peu à peu l'intestin à son épaisseur primitive en l'élargissant et dissipe souvent le travail morbide en éteignant son principe.

Contrairement à la dilatation simple , la dilatation est exagérée quand on porte au-delà des limites normales la capacité de l'intestin.

La manière d'agir de ces deux méthodes n'est pas la même et elles ne peuvent être appliquées indifféremment à tous les rétrécissements du rectum. La dilatation simple agit , nous l'avons dit , comme compression ; son rôle se borne là. Tandis que dans la dilatation exagérée les fibres musculaires sont d'abord distendues, et si la dilatation est continuée, il y a déchirure du muscle dans un point de sa circonférence. Dans cette opération lorsque le muscle est déchiré, les extrémités de cet organe s'éloignent à la manière des bouts d'un muscle long qu'on aurait sectionné en travers , et dans une étendue plus ou moins considérable suivant le degré de dilatation. Dès ce moment la constriction cesse et il y a un élargissement immédiat.

Que se passe-t-il quand on a produit cette déchirure ?

Il y a ici une très-grande différence entre la déchirure qui est produite par la dilatation dans le rétrécissement par contracture du rectum et la déchirure que produit la même opération dans l'urètre. Dans le rectum, quand il y a déchirure, la muqueuse reste intacte, elle est déplissée : c'est le muscle qui est déchiré. On sent à travers la muqueuse les deux bords du muscle éloignés l'un de l'autre absolument comme dans les sections sous-cutanées. Il se forme alors des adhérences entre la muqueuse et les tissus extérieurs au muscle dans le point de la déchirure extérieure : Dans l'urètre au contraire la déchirure se fait exclusivement sur le tissu du rétrécissement ; elle s'arrête toujours au tissu spongieux ; l'élargissement qui est le résultat de la solution de continuité de l'urètre est la conséquence immédiate de la cicatrice qui recouvre cette plaie. Quand les bords de la déchirure s'écartent, c'est la muqueuse qui se déchire et ce sont les tissus sous-muqueux qui restent à découvert.

En mettant en parallèle ces deux modes de dilatation et les résultats qu'on obtient par chacune d'elles on voit que par la première méthode, dilatation simple, le rétrécissement formé par un engorgement de la muqueuse peut seul guérir, que le rétrécissement par contracture ne guérit pas, qu'il n'est pas même susceptible de guérison, que dans la deuxième méthode au contraire le rétrécissement par contracture disparaît par une déchirure sous-muqueuse.

Nous avons parlé jusqu'à présent des rétrécissements par engorgement et des rétrécissements par contracture, deux types de simplicité, mais il en existe qui sont formés par des cicatrices ou par des indurations, où les tissus muqueux, sous-muqueux et musculaire sont confondus. Contre ceux-là, la dilatation exagérée n'agirait pas de la même façon. Ces rétrécissements se rapprochent de ceux de l'urètre, et si on les dilate, on produit une déchirure qui intéresse tous les tissus qui concourent à former le rétrécissement, méthode qui est ici mauvaise en ce qu'elle n'a ni les avantages de la déchirure sous-muqueuse, par conséquent des plaies sous-cutanées, ni les avantages des plaies nettement faites avec l'instrument tranchant.

Par la dilatation exagérée, on ne peut produire qu'une seule déchirure plus ou moins grande, il est vrai, qui peut amener la guérison du rétrécissement, mais qui dans quelques cas peut être insuffisante ; cette méthode quoique bonne laisse donc à désirer. M. Reybard alors s'est demandé si au lieu de la dilatation brusque par déchirure dans laquelle il n'y a qu'une seule solution de continuité sur un point de la circonférence du rétrécissement, il ne serait pas préférable de sectionner avec le bistouri le rétrécissement dans plusieurs points de la circonférence en même temps qu'on opérerait la dilatation avec son spéculum dilatateur.

Cette méthode nous paraîtrait préférable. En effet, que le rétrécissement soit la conséquence d'une contracture musculaire ou qu'il soit formé par des indurations ou par des cicatrices, plus il y aura de solutions de continuité et plus il y aura de chances pour une cure radicale.

Dans ces deux cas la manière de faire ne doit pas être la même, et d'abord l'incision du rétrécissement peut se faire de deux façons, 1° l'incision peut être sous-muqueuse, 2° l'incision peut être directe. Si le rétrécissement est formé par une contracture musculaire simple, l'incision sous-muqueuse est possible et est préférable. Ici la muqueuse se déplisse, chacun des segments du muscle se retire par l'effet de la rétraction et de la dilatation ; il ne se forme aucun tissu nouveau de cicatrice, ce sont les tissus extérieurs au muscle qui viennent s'interposer entre les lèvres de chacune des plaies. Mais, si au contraire, le rétrécissement est formé par des indurations ou des cicatrices, il est impossible d'avoir recours à l'incision sous-muqueuse puisque tous les tissus qui forment le rétrécissement sont confondus ensemble. Il faut donc avoir recours à l'incision directe; alors par l'incision on obtiendra un élargissement qui sera produit 1° par le raccourcissement de chacun des segments du muscle ; 2° par la formation d'un tissu nouveau de cicatrice qui s'interposera entre les lèvres de la plaie. Et dans l'un et l'autre cas, plus ces sections seront multipliées et plus l'élargissement sera considérable.

Dans la majorité des cas les tissus extérieurs au muscle restent étrangers au rétrécissemement (nous laissons volontairement de côté les cas de dégénérescence). Il serait donc inutile de faire une incision qui dépasserait leur limite. Nous croyons que l'élargissement produit par cette incision est suffisant ; mais pour en assurer le résultat, il est indispensable de faire une dilatation consécutive et immédiate ; car autrement, comme nous le dirons plus loin, les bords de la plaie se réuniraient et l'opération pourrait être incomplète dans quelques cas et inutile dans d'autres.

Pour remplir toutes ces indications M. Reybard a fait faire un spéculum. Il se compose de deux valves solides, d'égale longueur, applaties latéralement et ayant un jour dans toute l'étendue de chacune d'elles. Chaque valve est munie d'un manche coudé à angle droit terminé par une poignée. Supérieurement ces deux valves se terminent en une pointe mousse et sont unies au moyen d'une charnière par une petite tige solide qui permet aux deux valves de changer leurs rapports mutuels en s'éloignant l'une de l'autre, de telle façon que la valve A pour être en rapport immédiat avec la valve B se trouve descendue de toute la longueur de cette petite tige qui les unit. Cet instrument est alors réduit à une simple valve mince à son extrémité. Sa forme allongée lui donne l'avantage qu'ont dans les rétrécissements de l'urètre les bougies coniques, le jeu de la petite branche unissante permet en la rendant perpendiculaire aux deux branches principales d'avoir une dilatation égale à toute sa longueur quand ces deux branches sont parallèles, dilatation qui peut être augmentée à volonté en éloignant de plus en plus les deux poignées l'une de l'autre. Cet instrument est donc formé par deux leviers du second genre qui ont une très-grande force, ce qui facilite beaucoup la dilatation exagérée que nous désirons, et, outre l'avantage qu'il a de faciliter une dilatation, il présente encore celui de laisser voir toutes les parties avec lesquelles il est en contact. En effet, comme les deux valves sont applaties et à jour, il en résulte que lorsqu'il est ouvert, il est formé par quatre branches parallèles les unes aux autres, qui laissent exposées aux regards, non seulement la partie profonde mais encore les quatre côtés de la région qu'on explore.

Il est facile de comprendre quel avantage cet instrument aurait dans beaucoup de maladies, du vagin, par exemple.

Quand le rétrécissement est très-fort, l'on éprouve quelquefois de la difficulté à mettre les deux valves au même niveau, car une simple pression, si elle est directe, ne peut faire mouvoir la petite tige qui unit les deux valves : elle arcboute par ses deux extrémités ; il faut donc éloigner, autant que faire se peut, les deux branches principales pour donner un peu d'obliquité à cette petite branche, puis retirer la valve la plus enfoncée au niveau de l'autre. Cette petite précaution est essentielle, car en poussant la deuxième valve, on pourrait blesser les parties environnantes, danger qui n'existe pas quand on retire à soi la première valve.

Bien plus, si l'on veut faire l'incision du rétrécissement, on comprend la facilité que donne ce spéculum. Il laisse un jour sur les quatre côtés de l'ouverture intestinale et distend comme une corde les points les plus rétrécis, de telle sorte que quelle que soit la méthode qu'on choisisse, incision directe ou sous-muqueuse, il est facile de trancher le point seul qui resserre l'ouverture, et dans le point d'élection.

Quelques cas encore se présentent où le rétrécissement fort profond est hors de toute exploration par les moyens ordinaires. Le doigt introduit dans l'intestin ne peut le sentir et tous les *speculum ani* existants ne peuvent mettre à découvert la partie malade. Il se forme alors au-dessus du sphincter contracté une énorme poche, où l'on se perd immanquablement. Le bivalve ordinaire pour l'anus ne permet de voir qu'un des côtés, le *speculum ani* en forme de cône échancré à sa base ne peut trouver ici aucun emploi. Il faut donc agir en aveugle et confier au hasard le succès de l'opération. C'est souvent en vain qu'on essaie d'introduire une bougie en gomme élastique , elle vient, la plupart du temps , buter contre les parois de l'intestin sans pouvoir en trouver l'ouverture. Le procédé de M. Costallat n'est donc pas d'une exécution sûre. Ce chirurgien se sert d'une chemise de toile en forme de condom conduite jusqu'audelà du rétrécissement à l'aide d'une sonde placée comme mandrin dans son intérieur. Il pousse ensuite des mèches de coton à l'aide d'un porte-mèche et il obtient ainsi le degré de dilatation qu'il désire.

Ce procédé est défectueux sous trois rapports : 1° Il n'est pas certain que le chirurgien puisse trouver l'ouverture avec le bout de la sonde qui lui sert de mandrin ; 2° il laisse dans le rectum un tampon très - fatiguant pour le malade ; 3° il n'amène aucune guérison dans le cas de rétrécissement par contracture , car la dilatation qu'on exerce par ce moyen est insuffisante. Avec le spéculum, au contraire, que nous venons de décrire, nous avons toutes les chances possibles pour découvrir ce pertuis et la difficulté qui arrête le praticien se trouve levée. Il faudrait que le rétrécissement se trouvât à une hauteur bien grande pour n'avoir aucune chance heureuse , il sortirait alors du cadre des rétrécissements du rectum. Nous ne pouvons considérer comme tel , le rétrécissement intestinal qui a fait mourir Talma, Il siégeait entre le rectum et l'S iliaque du colon.

D'une manière générale, nous croyons donc que le spéculum de M. Reybard remplit toutes les indications désirables : introduction facile , dilatation graduelle, brusque, faible ou exagérée , facilité très-grande pour explorer tout le pourtour et le fond de la région malade.

La dilatation brusque, la déchirure , l'incision simple , l'incision multiple , etc., toutes les méthodes enfin qui ont pour but de faire cesser un rétrécissement du rectum seraient insuffisantes , si une fois l'opération faite, on abandonnait la plaie à elle-même, ou même si on se contentait de faire une dilatation légère. Il est donc urgent de faire une dilatation consécutive et exagérée jusqu'à entière cicatrisation.

La dilatation consécutive est la condition *sine quâ non* de la guérison. — Elle peut être continue ou intermittente. Si la dilatation est exagérée, elle ne peut pas être continue, et si elle n'est pas exagérée et qu'elle soit continue, outre qu'elle manque son but en n'amenant pas la cure de la maladie, elle a encore l'inconvénient de fatiguer beaucoup le malade et de le gêner pour la défécation.

La dilatation intermittente et exagérée est préférable; elle arrive tout aussi bien au but désiré et fatigue beaucoup moins le malade. M. Reybard se sert pour cela d'un embout conique, assez volumineux pour distendre le sphincter au-delà de sa distension normale, il le passe et le laisse en place tous les jours pendant quelques minutes, jusqu'à cicatrisation complète. A défaut d'embout, le spéculum que nous avons décrit peut remplir le même effet. Quand il est introduit, on éloigne les branches assez pour faire la dilatation qu'on juge nécessaire.

Dans les rétrécissements où l'on a fait l'incision directe, la réunion ne peut se faire immédiatement entre les lèvres de la plaie, parce que les adhérences sont détruites par la dilatation; il se forme alors un tissu nouveau qui remplit l'espace compris entre les deux bords de la plaie, et dans les rétrécissements où l'incision a été sous-muqueuse, les segments du muscle se séparent et restent isolés les uns des autres par l'effet de la dilatation. L'espace compris entre chacun des segments est occupé par les tissus extérieurs au muscle. Après cette dilatation consécutive à l'opération, les fibres musculaires restent dans l'état de rétraction dans lequel la dilatation les a portées.

Le 3 mars dernier nous avons assisté, avec le docteur Rollet, à une opération pratiquée par M. Reybard sur

un homme de 30 à 35 ans environ, qui avait un rétrécissement très-fort du rectum et qui était également traité par
la dilatation depuis longtemps d'un rétrécissement de
l'urètre.

Le rétrécissement du rectum remontait à dix ans.

Etant au service militaire, ce malade contracta plusieurs
blennorrhagies qu'il soigna tant bien que mal.

Il en traita une entre autres par la potion de Chopart
qu'il prit coup sur coup et à plusieurs reprises. Ces potions
n'eurent que très-peu d'effet sur l'écoulement urétral,
l'action porta presque exclusivement sur l'intestin et amena
des superpurgations très-abondantes. Les fonctions diges-
tives qui jusqu'à ce moment s'étaient accomplies avec la
plus grande régularité furent troublées par une irritation
très-forte de l'anus, qui occasionna de vives douleurs et
retint souvent le malade d'aller à la selle. La défécation
devint on ne peut plus douloureuse. Un chirurgien du ré-
giment crut alors qu'il avait une fissure et l'examina,
nous dit le malade, avec une minutie qui ne permettait aucun examen ultérieur : il ne trouva rien. Les matières
sortaient difficilement par petits morceaux rubanés. Les
douleurs, des plus violentes, gardèrent leur intensité pendant longtemps puis diminuèrent sans cesser, pour re-
prendre une nouvelle acuité de temps en temps, et jamais
depuis ce moment la miction n'a été facile.

Quand nous l'avons vu pour la première fois, l'anus
était tellement étroit qu'il n'était pas possible d'introduire
même le bout du doigt ; les douleurs d'une violence ex-
trême ne permettaient pas le moindre attouchement. La
défécation gênée dans son cours ne s'accomplissait presque plus et le malade depuis ce moment n'allait du ventre
qu'au moyen de lavements.

Il a été endormi avec l'éther, et une fois la résolution
obtenue le doigt a été introduit dans l'anus pour explorer les lieux. L'ouverture était tellement étroite que mal-

gré l'anesthésie on n'a pu pénétrer jusque dans l'intérieur de l'intestin qu'après beaucoup d'efforts. On n'y
sentait ni bosselure, ni induration, c'était une simple
constriction. M. Reybard a introduit son spéculum.. Une
fois en place il a retiré la branche la plus avancé au niveau
de l'autre de manière à amener d'abord une dilatation
égale à la branche unissante, puis écartant violemment les
deux branches l'une de l'autre il a distendu le sphincter et
l'anus. Il s'est produit à gauche une déchirure qui a porté
presque exclusivement sur le muscle contracturé et qui
s'est manifestée par un élargissement subit et considérable.
Dès ce moment le doigt a pu être introduit sans difficulté aussi loin que possible sans rencontrer le moindre
obstacle.

Les jours qui ont suivi il n'y a eu aucune douleur, si
ce n'est au moment de l'introduction de l'embout dilatateur. Quoi qu'il en soit M. Reybard l'a passé tous les jours,
il l'a enfoncé tous les jours de plus en plus et l'a laissé en
place de plus en plus longtemps.

Pour en rendre le contact moins pénible et l'introduction plus facile, M. Reybard avait eu la précaution de le
recouvrir d'une vessie de veau. Il pense, à juste titre, et
le malade en faisait lui-même la différence, que le contact
d'une matière animale avec nos tissus est plus supportable
que quelque matière que ce soit, et est le meilleur moyen
pour obtenir un glissement doux et facile.

La dilatation est devenue tous les jours de plus en plus
supportable et de plus en plus grande, au point qu'on a
pu faire pénétrer, sans occasionner de vives douleurs au
malade, des embouts qui avaient près de cinq centimètres
de diamètre. Dilatation suffisante pour faire croire à une
guérison complète et définitive.

Le 11 avril nous avons touché de nouveau ce malade.
Nous avons trouvé une ouverture large et facile. Le doigt
n'occasionnait aucune douleur. On sentait encore à droite

une corde assez grosse formée par le sphincter, mais peu tendue et n'amenant aucune gêne dans la défécation. Le point seul qui avait cédé était déprimé et nous a donné la certitude que l'élargissement obtenu dans l'ouverture intestinale dépendait tout entier de cette déchirure.

Le malade se livre actuellement à toutes ses occupations, n'éprouve aucune douleur, va à la selle régulièrement tous les jours, sans lavement et sans souffrir.

Sur la nature de ce rétrécissement, il n'y a pour nous aucun doute, il était formé par une contracture simple du sphincter; il n'y avait point d'induration, point de bosselure, aucune de ces complications, en un mot, qu'on rencontre souvent dans ces maladies ; l'ouverture intestinale était étroite, et rien de plus. Le rétrécissement était donc dans le plus grand état de simplicité.

Etait-ce une inflammation qui avait été la cause du rétrécissement, ou une ulcération ?

Nous pensons qu'il était la conséquence des superpurgations amenées par la potion de Chopart. Nous n'avons pu trouver aucune autre cause : c'est, du reste, à cette époque que remonte le premier malaise. Le sphincter, sous l'influence de l'irritation amenée par ces superpurgations, s'était contracté d'abord spasmodiquement, puis d'une manière continue, et cet effet eut été le même, à la suite d'abus de purgatifs drastiques quels qu'ils eussent été. Il y a eu certainement chez lui une irritation intestinale, probablement aussi des ulcérations superficielles qui ont été la cause des vives douleurs qu'il a éprouvées et qui ont amené la contraction violente du sphincter supérieur. Mais ces ulcérations, si elles ont existé, ont été la conséquence de l'irritation, la cause des douleurs, mais non la cause du rétrécissement, car elles auraient laissé des indurations appréciables par le toucher, et au lieu d'avoir affaire à un rétrécissement par contracture, nous aurions eu à combattre un rétrécissement par cicatrice.

En résumé :

Les rétrécissements du rectum proprement dits se divisent en trois grandes classes : 1º rétrécissements formés par un engorgement inflammatoire ; 2º rétrécissements formés par une contracture musculaire ; 3º rétrécissements formés par une tumeur développée dans les parois de l'intestin ou dans son voisinage.

Ils diffèrent de ceux de l'urètre auxquels on les assimile presque toujours par le mode d'action des causes, par leur nature et par leur traitement.

La cautérisation employée contre les rétrécissements du rectum doit toujours être superficielle et être employée dans le but de modifier la muqueuse. Elle ne peut donc être appliquée qu'aux rétrécissements par inflammation chronique.

La dilatation simple est bonne dans les rétrécissements par engorgement inflammatoire chronique, parce qu'elle agit comme compression. Dans les rétrécissements par contracture, elle est insuffisante : la dilatation exagérée peut seule amener une guérison par la déchirure qu'elle produit.

La plaie produite par la déchirure est quelquefois insuffisante elle-même, et ne présente pas, du reste, les avantages des solutions de continuité faites nettement avec l'instrument tranchant.

Il est donc préférable de faire un débridement multiple.

Selon la nature du rétrécissement, l'incision peut être directe ou sous-muqueuse.

Quelle que soit la méthode de traitement, il est indispensable de faire une dilatation consécutive, et pour qu'elle soit *efficace* il faut qu'elle soit *exagérée*.

(*Extrait de la* GAZETTE MÉDICALE DE LYON.)